ÉTUDE

SUR

MONTBRUN-LES-BAINS

ET

SES EAUX MINÉRALES

PAR

LE DOCTEUR JOSEPH VIDAL

MÉDECIN-INSPECTEUR

PARIS

A. QUANTIN ET Cie, IMPRIMEURS

7, RUE SAINT-BENOIT, 7

1880

ÉTUDE

SUR

MONTBRUN-LES-BAINS

ET

SES EAUX MINÉRALES

ÉTUDE

SUR

MONTBRUN-LES-BAINS

ET

SES EAUX MINÉRALES

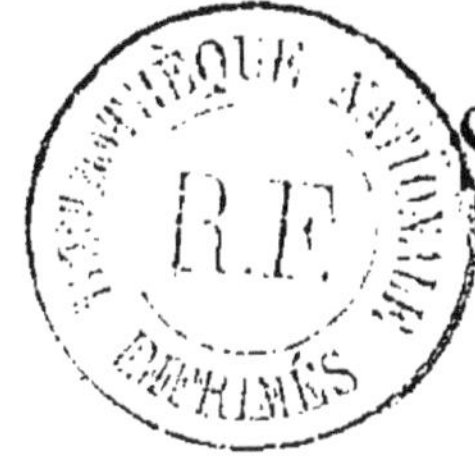

PAR

LE DOCTEUR JOSEPH VIDAL

MÉDECIN-INSPECTEUR

PARIS

A. QUANTIN ET Cie, IMPRIMEURS

7, RUE SAINT-BENOIT, 7

1880

HISTORIQUE DES EAUX

DE

MONTBRUN-LES-BAINS

Les eaux de Montbrun-les-Bains ne sont point, comme on pourrait le croire, des sources trouvées récemment, ainsi que M. Durand-Fardel semble l'indiquer dans son *Traité des eaux minérales*. Si nous ne pouvons point par une histoire suivie et régulière marquer les diverses évolutions de cette station, il nous est néanmoins permis d'en prouver l'existence depuis des temps très reculés. Bouche (*Histoire de la Provence*), Colomby (*Histoire de Manosque*), les recommandent aux populations voisines qui ont déjà su apprécier leur grande vertu médicamenteuse. C'est donc au milieu de ces populations des montagnes, ignorées de la science et des médecins, que ces fontaines produisirent, jusqu'à ces dernières années, leurs cures nombreuses contre les maladies que les paysans avaient l'habitude d'y venir laver, comme on le raconte encore aujourd'hui.

Cependant, en 1821, le docteur Coudray de Mazan (Vaucluse) présentait, comme thèse devant la faculté de Montpellier, un travail ayant pour titre *Études sur les eaux de Montbrun-les-Bains*. Les divers hydrologues, Patissier dans son *Traité des eaux minérales*, M. Rotureau dans le *Dictionnaire de Dechambres*, ne disent que peu de mots sur Montbrun-les-Bains, qu'on ne connaît pas, et expriment le regret que ces sources soient laissées dans l'isolement et dans l'oubli.

En 1853, le propriétaire des sources minérales de Montbrun-les-Bains, voyant tous les ans les malades arriver plus nombreux à cause des cures remarquables et variées qu'ils y trouvaient, voulut régulariser la situation médicale de ses sources et demanda qu'elles fussent autorisées.

Sur le rapport de Ossian Henry, expert chimiste délégué sur les lieux pour en faire l'analyse, l'autorisation demandée fut accordée par le ministre de l'agriculture et du commerce.

Ossian Henry, tout en notant combien il était regrettable de voir ces sources sans un établissement convenable pour étendre leur exploitation, conclut ainsi : « Considérant
« que les eaux qui nous occupent sont de-
« puis longtemps : 1° l'objet d'une exploita-
« tion utile pour le pays; 2° qu'elles sont
« très anciennement connues; 3° que leur
« nature chimique et leur analogie avec
« d'autres eaux sulfureuses en vogue justi-
« fient les bons effets qu'on leur attribue;
« 4° qu'elles sont convenablement cap-
« tées, etc., etc.; en conséquence, Mes-
« sieurs, nous avons l'honneur de vous
« proposer de répondre à M. le ministre

« que cette autorisation peut être accor-
« dée. »

Le regret qu'exprimait alors Ossian Henry de voir ces sources avec une installation aussi primitive a été comblé depuis. Le nouveau propriétaire n'a rien négligé pour faire de Montbrun-les-Bains un établissement spacieux et vaste, confortable et bien disposé, pour que les malades puissent y trouver, en même temps qu'une guérison probable, une organisation matérielle, facile et commode, qui leur en fait aimer le séjour. Le propriétaire actuel a continué cette œuvre et n'a reculé devant aucune dépense, afin de donner à Montbrun-les-Bains le développement que les principes médicamenteux de ses sources et l'érection récente du superbe établissement actuel lui donnent le droit d'attendre.

Placé au milieu d'un parc de 5 hectares, dont les plantations aussi soignées que variées offrent aux baigneurs une promenade agréable, l'établissement occupe une situation charmante dans la verte et riante vallée de Montbrun.

Il est éloigné du village d'environ 500 mètres, et se compose d'un grand corps de bâtiment contenant au rez-de chaussée les cabines de bain, qui sont au nombre de cinquante; six cabines pour douches, six pour pulvérisation, deux salles d'inhalations; les bureaux et un grand salon. Dans les deux étages supérieurs se trouvent un logement pour cent baigneurs, la chapelle, un très grand salon et le logement du médecin-inspecteur. Le tout, conçu sur un plan grandiose et commode pour le service; car toutes les chambres, indépendantes les unes des autres, viennent s'ouvrir sur trois corridors de 80 mètres de long et de 4 mètres de large. Le mobilier des chambres est confortable : l'on est étonné de trouver à Montbrun-les-Bains, nous ne dirons pas du luxe, mais une installation complète et propre à des prix aussi réduits.

Un élégant casino, construit dans ces

dernières années, permet aux baigneurs de trouver à deux pas de l'établissement un restaurant, un café avec billards.

On arrive à Montbrun-les-Bains par des services de voiture qui vont de l'établissement thermal aux gares de Carpentras et d'Orange (ligne de Paris-Marseille), et à la gare d'Apt (ligne d'Apt à Avignon).

Des lignes du chemin de fer à Montbrun, la route traverse dans son parcours des sites superbes, où se trouvent toutes les grandeurs de la nature dont l'admiration occupe et repose l'esprit, pendant les quelques heures de ce trajet en voiture.

Le village de Montbrun, dont la population est de 1,400 âmes, est placé à l'extrémité sud du département de la Drôme. Construit en amphithéâtre, il domine la petite vallée où de nombreux jardins offrent une culture des plus variées. La vallée s'étend de l'est à l'ouest, et se trouve limitée au sud-sud-est par les monts Hubac et le Ventoux, un des pics les plus élevés des Alpes françaises.

Montbrun se trouvera juste au-dessous du point où l'on veut établir l'observatoire du Ventoux. La construction de ce monument scientifique sera d'un heureux voisinage pour la station thermale; car les baigneurs feront alors avec encore plus de plaisir l'ascension de cette haute montagne dont l'élévation est de 1,400 mètres au-dessus de la vallée.

Au nord, les monts de Gênes opposent une barrière aux vents froids et protègent la plaine contre les intempéries des saisons.

Climat.

C'est sans doute à toutes ces montagnes, qui l'entourent sans l'étreindre à cause des nombreux courants venant par les gorges, que la vallée de Montbrun-les-Bains doit la clémence et la régularité de son atmosphère.

Nous ne saurions donc trop insister sur

les conditions climatologiques qui font de Montbrun-les-Bains un séjour si précieux pour les malades. En effet, si la climatologie intéresse vivement l'hygiéniste, elle doit autant préoccuper le médecin qui, dans le choix d'une station thermale pour son malade, est obligé de tenir grand compte du climat du pays où elle se trouve. Aussi, nous ne saurions trop recommander Montbrun-les-Bains à cause de son altitude (566 mètres au-dessus du niveau de la mer), de sa température et de son état hygrométrique, qui sont trois conditions précieuses pour l'action thérapeutique d'une source minérale.

La vallée jouit d'une atmosphère sans humidité; jamais le soir un brouillard ne vient en troubler la pureté, ce qui permet aux malades de rester dehors jusqu'à une heure très avancée de la nuit sans crainte de prendre mal.

Les chaleurs n'y sont jamais accablantes, on respire toujours à son aise, et les poitrines les plus délicates trouvent dans la brise légère qui vient des hautes montagnes un air pur et précieux pour leurs poumons malades.

Les enfants surtout s'y épanouissent, et, à cause de la régularité du temps, ils peuvent en quelque sorte vivre au grand air, et cette vie de mouvement, jointe à l'action des eaux minérales, relève facilement les forces de l'enfant chétif, lui donne de la vigueur et peut arrêter souvent certaines tendances morbides de son organisme affaibli.

Sources minérales et leur analyse chimique.

L'établissement possède deux sources : la source des Roches et la source des Plâtrières, dont les débits réunis sont de 240,000 litres d'eau par jour.

La source des Roches sort d'un rocher,

qui se trouve à mi-côte, à une distance d'environ 500 mètres de l'établissement. Captée au point d'émergence par un griffon, qui la recueille pour la conduire à l'établissement, elle arrive dans un vase clos et à l'abri de toute action atmosphérique, ce qui permet de l'utiliser sans nulle altération.

La source des Plâtrières se trouve à peu près à égale distance de l'établissement que celle des Roches. Plus abondante que celle-ci, elle jaillit au fond d'une galerie située au pied de la montagne en amont de l'établissement. Recueillie assez mal à cause de son abondance, elle est conduite par un tuyautage à l'établissement où elle peut être employée seule ou mêlée à l'eau des Roches; puisque la nature de l'eau de ces deux sources est fort anologue, comme le dit Ossian Henry, dont nous allons reproduire ici l'analyse et un extrait du rapport qu'il en fit :

« En arrivant, écrit-il dans son rapport, à

une certaine distance des sources, on est frappé de l'odeur sulfureuse et un peu pétrolique qu'elles répandent dans l'atmosphère ; les ruisseaux d'écoulement, les alentours des sources et la vasque qui reçoit l'eau minérale à l'établissement sont remplis de sulfuraire en beaux filaments soyeux blancs, mêlés de masses gélatiniformes demi-transparentes, dont la présence ne permet pas de se méprendre sur la nature franchement sulfureuse des eaux de Montbrun-les-Bains.

« Nous avons indiqué que les eaux des deux sources avaient la plus grande analogie de composition. Elles ont pour éléments minéralisateurs le sulfure de calcium associé à des sulfates alcalins et terreux, à des carbonates de chaux et de magnésie (surtout pour l'eau de la source des Plâtrières), ainsi qu'à quelques principes siliceux et de nature organique. Leur nature les fait classer au nombre des eaux sulfureuses calcaires froides, à côté de celles bien connues d'Enghien, de Pierrefond, d'Euzet, de Schinznach, etc., etc., et leur richesse sulfureuse, surtout pour la plus forte, celle des Roches, peut la faire comparer à la susdite source de Pierrefond. »

D'après les résultats que nous avons obtenus dans notre travail exécuté tant aux sources que dans le laboratoire de l'Académie sur les produits et des échantillons rapportés par nous-mêmes, on peut établir, ainsi qu'il suit, la composition chimique de l'eau des deux sources de Montbrun-les-Bains, savoir :

ANALYSE POUR 1,000 GRAMMES

TEMPÉRATURE : 12°,5 A 13° AU 15 SEPTEMBRE 1857.

	SOURCES	
	des Roches	des Plâtrières
Degré sulfhydrométrique pour un demi-litre	7°,8	4°,6

	SOURCES	
	des Roches	des Plâtrières
Sulfure de calcium. . . . . — de magnésium.	gr. 0,030	gr. 0,080
Sulfates calculés, anhydres de chaux	1,05	1,400
— — de soude. . — — de magnésie	0,37	0,200
Bicarbonate de chaux . . . . . . — de magnésie. . . .	0,30	0,360
Chlorure de sodium . . . . . . — de magnésium . . . . — de calcium	0,38	0,355
Sel ammoniacal . . . . Traces de potasse	indiqués.	indiqués.
Alumine . . . . Phosphate terreux. . . . . Oxyde de fer	0,6	0,70
Matière organique bitumineuse .		
	2,19	2,608

Il a été fait une autre analyse en 1861, venant confirmer la précédente et due à M. Georges Delvaux, chimiste attaché au bureau des essais de l'École des mines, expert près le tribunal civil de la Seine.

Voici les résultats qu'elle a donnés :

POUR UN LITRE

	SOURCE	
	des Roches	des Plâtrières
Bicarbonate de chaux.	0,1826	0,0500
— de magnésie. . . .	0,2526	0,2590
— de potasse	0,0210	0,0192
Sulfate de chaux	2,0630	2,1335
— de soude	0,2849	0,0627
Chlorure de sodium.	0,0313	0,0654
Silice	traces.	traces.
Alumine.	id.	id.
Peroxyde de fer	id.	id.
Sulfure de calcium	0,0640	0,0405
	2,8994	2,6303

Boue minérale.

On en trouve dans les endroits où l'eau sulfureuse séjourne et on l'a employée comme topique sur les plaies de la surface cutanée. Elle paraît renfermer des éléments sulfureux, du sulfure de fer et d'autres principes qu'on connaît peu.

Cependant, appliquée sur une surface malade, elle la modifie; la plaie devient rouge, l'inflammation augmente, la douleur est plus vive et même quelquefois intolérable. En un mot, une inflammation franche se détermine et se substitue souvent à cette inflammation diathésique qui n'a aucune tendance à la résolution. Mais il n'en est pas toujours ainsi.

Si vous faites mettre de la boue minérale sur une plaie, il peut se développer une surinflammation qui amène des symptômes généraux graves pouvant produire des désordres dans l'économie. Le malade souffre affreusement; sous l'influence de cette douleur, de la fièvre survient, de la céphalalgie : il ne mange pas, ne dort pas et dépérit tous les jours si on n'intervient point en supprimant ce traitement et en calmant par quelques bains émollients l'irritabilité trop grande qu'il a déterminée.

Nous ne connaissons pas intimement la composition chimique de la boue minérale, et, quoique nous sachions qu'elle contient de la glairine ou pyrénéine, de la sulfuraire et du sulfure de fer, nous ne savons que fort peu de chose sur son action thérapeutique dont les caprices sont parfois très bizarres et nous font l'utiliser avec prudence et précaution. Nous n'en prescrivons donc l'emploi que lorsque, réduits à l'impuissance avec les bains et autres applications de l'eau minérale, il nous reste à tenter ce moyen toujours douloureux, quelquefois efficace, d'agir localement sur une plaie tégumentaire inerte sous l'action des autres principes contenus dans nos eaux.

Avant de terminer ce que nous avons dit de l'analyse chimique des eaux de Montbrun-les-Bains, nous voulons ajouter quelques mots sur le rôle de l'acide sulfhydrique dont nous étudierons plus loin les effets physiologiques et thérapeutiques. C'est pour utiliser cet agent médicamenteux dans une foule d'affections où il produit d'excellents résultats, que nous avons vu les établissements où se trouvent des eaux sulfureuses amenés à installer des salles d'inhalations.

Salles d'inhalations.

Montbrun-les-Bains n'est point resté en arrière, et, étant donnée la haute proportion d'hydrogène sulfuré contenu dans ses eaux, il a pu facilement établir deux salles d'inhalations dont nous connaissons le cubage et qui nous permettent de faire des atmosphères diversement chargées pouvant convenir à tel ou tel malade.

Les malades venant tous les ans plus nombreux à Montbrun-les-Bains, pour y faire de l'inhalation, nous avons demandé la construction d'une nouvelle salle d'inhalation plus grande et plus spacieuse que l'ancienne, car il nous était impossible d'admettre toutes les personnes qui le désiraient, à une même séance, à cause la petitesse de cette salle.

Il y a deux ans, une autre salle d'inhalation fut donc établie sur les principes qui doivent présider à toute installation de cette sorte; commode et vaste, elle peut recevoir à la fois un grand nombre de malades.

Les dimensions de cette salle sont :

Longueur = 7 mètres.
Largeur = 6 mètres.
Hauteur = $3^{m},75$

Si nous voulons savoir la quantité d'acide sulfhydrique que contient cette salle après une heure d'écoulement du jet d'eau et calculer celle que pourra respirer un malade durant une heure de séjour dans ce milieu; la salle étant ainsi chargée et l'eau jaillissant toujours, nous le pouvons, et nous formulerons ainsi le problème :

$$V\mu = 7 \times 6 \times 3{,}75 = 157^{mc}{,}500$$

$$V = 157{,}500 \text{ litres.}$$

Étant admis que le volume du bassin est équivalent à celui des diverses embrasures des portes ou des fenêtres.

L'eau de la source des Roches contient $0^{l},028$ d'acide sulfhydrique par litre. Le débit dans la salle étant d'environ de 160 litres par heure, il en résulte que si l'écoulement de l'eau se fait pendant une heure avant l'entrée des malades, l'atmosphère de la salle contient :

$$0^{l},028 \times 160 = 4^{l},48$$

soit quatre litres et demi ($4^{l},5$) de HS.

Le rapport du volume de HS au volume total est donc à peu près $\frac{4,5}{157,500}$

$$Z = \frac{45}{157,500} = \frac{9}{315,000} = \frac{1}{35,000}$$

Au bout d'une heure de séjour dans la salle, en admettant qu'il n'y eût pas en absorption de HS, le rapport serait $\frac{2}{35,000}$

La moyenne du rapport pendant l'heure du séjour est donc :

$$\frac{\frac{1}{35,000} \times \frac{2}{35,000}}{2} \times \frac{3}{70,000}$$

En adoptant cette moyenne et remarquant que le malade absorbe environ 320 litres d'air par heure, on trouve approximativement que la quantité de HS inspiré par lui est de :

$$320 \text{ lit.} \times \frac{3}{70,000} = \frac{96}{7,000}$$ de litre ou à peu près $\frac{1}{70}$ de litre c'est-à-dire $0^{l},014$.

Les fréquents essais pour le dosage de l'hydrogène sulfuré, que nous avons l'habitude de faire de temps en temps pendant la saison, nous ont donné par litre d'eau :

	SOURCES	
	des Roches	des Plâtrières
Hydrogène sulfuré	0,036	0,0215
Correspondant à sulfure de calcium	0,064	0,0405

Comme nous le constatons, la proportion de l'acide sulfhydrique n'a point subi de déperdition et la quantité toujours très élevée que nos eaux contiennent leur permet de remplacer aisément les eaux de Luchon et des Pyrénées dans le traitement des maladies, où celles-ci sont réputées si utiles.

PROPRIÉTÉS THÉRAPEUTIQUES

ET PHYSIOLOGIQUES

DES EAUX DE

MONTBRUN-LES-BAINS

La confiance que les Romains avaient dans les eaux minérales était si grande qu'ils écrivaient sur le fronton de leurs établissements thermaux :

« IN BALNEIS SALUS. »

Devons-nous croire encore à cette devise, ou méconnaître certains droits des eaux minérales à cette inscription, et leur refuser toute propriété thérapeutique avec des médecins très distingués, qui, il y a peu d'années encore, doutaient de leur vertu curative?

Sans partager cette entière confiance des Romains et sans pousser à l'excès leurs propriétés médicamenteuses, nous sommes persuadés que les doutes de bien des praticiens ne furent suscités que parce qu'on avait voulu faire des sources minérales une exploitation simplement commerciale et, partant, un remède pour tous les maux.

Aussi, après les travaux de ces temps derniers, après tous les résultats publiés par des observateurs érudits et consciencieux, il ne nous est plus permis de négliger cet agent thérapeutique dont la puissance médicatrice nous est tous les jours démontrée.

La connaissance plus complète de leurs principes chimiques et l'étude clinique des sources minérales ont déterminé les propriétés thérapeutiques qui les indiquent avec avantage dans le traitement d'un grand nombre de maladies chroniques.

Si nous n'inscrivons donc pas sur le

fronton de nos thermes : « In balneis salus », nous pourrions, comme à Grœffemberg, graver sur la pierre de nos fontaines : « Au génie de l'eau ».

L'on doit s'efforcer autant que possible de fixer, par l'analyse chimique et l'observation clinique, les propriétés de chaque source afin d'en prescrire utilement aux malades l'usage et le mode d'emploi.

C'est le résultat de ce double travail poursuivi fidèlement depuis notre nomination à Montbrun-les-Bains, que nous allons tâcher de consigner ici.

Sous l'action de l'eau de Montbrun-les-Bains, il se produit une excitation douce et progressive. Ce n'est pas un paroxysme nerveux, incommode et morbide, mais bien un réveil, un appel des forces de l'organisme vers un fonctionnement plus énergique et plus exact. En un mot, le malade se sent vivre, comme j'ai souvent entendu dire. Il ne souffre point de cette stimulation des eaux qui se manifeste peu à peu et dont la tension à un degré élevé, si elle survient, ne dure généralement pas longtemps. La détente se produit insensiblement, le sommeil qui peut avoir été agité les premiers jours redevient paisible et tranquille, et le calme se rétablit au fur et à mesure que le malade s'accoutume à son traitement.

Les effets des eaux de Montbrun-les-Bains se manifestent, en outre, par un surcroît d'activité dans le travail de certains organes et par la facilité plus grande dans l'accomplissement de certaines fonctions.

L'appareil circulatoire, l'appareil digestif et l'appareil respiratoire subissent leur action, soit comme stimulantes, en activant leur fonctionnement et en réveillant les forces déprimées par la maladie chronique, soit comme altérantes en agissant sur les produits de leur élaboration par un travail lent et parfois peu sensible pouvant même se continuer quelque temps après la cessation de l'usage de l'eau minérale.

Les diverses sécrétions de l'économie

sont aussi influencées par les eaux de Montbrun-les-Bains. Les produits sécrétés diminuent ou augmentent, ils se modifient dans leur composition chimique, présentent des réactions particulières et prouvent par là l'action dépurative des eaux.

Pouvons-nous cependant, pour expliquer tous ces phénomènes, assigner une vertu spéciale à chacun des éléments minéralisateurs de nos sources? Non, certes, car leur étude et l'action particulière de chacun d'eux ne suffiraient pas à satisfaire nos désirs et à nous faire connaître la part individuelle qu'il prend dans la production de l'action générale médicatrice de l'eau minérale. Aussi, malgré les grandes découvertes de la chimie moderne, nous sommes persuadés qu'on ne peut encore pousser plus loin ce problème. Quant à nous, nous suivons le conseil de notre savant maître M. Pidoux, lorsqu'il dit : « Il ne « faut point s'arrêter sur l'action spéciale « des éléments minéralisateurs des eaux,

« car nos connaissances chimiques ne per-
« mettent que des hypothèses sur l'appré-
« ciation de leurs combinaisons. »

Patissier nous dit encore à ce sujet : « Que
« les divers principes des eaux agissent
« mêlés, combinés, tels que la nature les a
« réunis et, de leur action réciproque, doit
« nécessairement résulter une action mé-
« dicatrice différant de celle que chacun
« possède dans son état distinct et isolé. »

En boisson, les eaux de Montbrun-les-Bains sont assez agréables à prendre, à cause de leur basse température (10° centig.).

Incolores, d'un aspect onctueux, d'un goût fade, elles répandent une odeur d'acide sulfhydrique et laissent dans la bouche une saveur particulière à laquelle on s'habitue vite. Administrées modérément, les malades les digèrent facilement. On ne doit cependant pas oublier que, malgré tous les soins et aux doses ordinaires, elles peuvent provoquer chez certains individus des éructations sulfhydriques qui deviennent gênantes, et amener même l'intolérance de l'estomac, en même temps que survient de la fièvre.

En présence de pareils cas, nous nous sommes toujours bornés à diminuer successivement la quantité d'eau prescrite en boisson jusqu'à la disparition complète de tous ces phénomènes, et rarement nous avons eu besoin de recourir à d'autres moyens pharmaceutiques.

Comme nous l'avons souvent vu, absorbées en trop grande quantité, elles donnent tantôt de véritables diarrhées cholériformes, tantôt des constipations opiniâtres, et peuvent aller jusqu'à produire des phénomènes d'intoxication, comme nous avons eu l'occasion de le constater sur trois paysans, qui, sans prescription médicale, étaient venus se gonfler d'eau aux buvettes.

Doit-on intervenir contre cette diarrhée, ou bien la considérer comme un flux salutaire appelé à déterminer une véritable dérivation dans l'organisme, ainsi qu'on le voulait autrefois?

Il faut toujours modérer le courant intestinal sans toutefois chercher à le supprimer complètement, parce qu'il est prouvé qu'une sage dérivation s'accomplissant dans l'économie sous l'influence du traitement thermal est presque toujours d'un bon résultat pour la cure qu'on poursuit.

La constipation, ou tout au moins un resserrement intestinal se manifeste, d'après nos observations, principalement chez les sujets nerveux, irascibles, à tempérament fort. Aussi, avons-nous l'habitude de mitiger en quelque sorte leur traitement en leur prescrivant l'usage de l'eau des deux sources à la fois.

En effet, l'eau des Roches, à cause de sa plus grande proportion d'acide sulfhydrique, semble être un astringent, un modificateur puissant des liquides et des solides; tandis que l'eau des Plâtrières, par ses sels de magnésie et de sodium, est un laxatif très utile portant vers l'intestin une partie de ses effets dépuratifs.

Il est bon de remarquer néanmoins que, par la possession de ses deux sources, dont les éléments minéralisateurs et les effets physiologiques sont différents, Montbrun-les-Bains a un avantage marqué sur les autres établissements sulfureux calciques. Car, sans souscrire aux anciens errements, qui voulaient qu'on purgeât le malade avant de le soumettre à un traitement sulfureux, il nous a été plusieurs fois très avantageux de prescrire, pendant les deux ou trois premiers jours, l'usage exclusif de l'eau des Plâtrières, afin de provoquer un léger courant intestinal, véritable lavage qu'on croyait autrefois indispensable. Nous avons toujours pu, lorsque ce courant devenait trop fort, en associant l'usage de l'eau des Roches à celui de l'eau des Plâtrières, qu'on diminue jusqu'à la suppression complète de la diarrhée, arrêter cet état morbide qui fatiguait par trop le malade.

Introduites dans les organes de la digestion, les eaux de Montbrun-les-Bains y sont élaborées. Elles agissent d'abord localement sur la muqueuse, en calmant son irritabilité, en réveillant sa vitalité et régularisant le travail glandulaire, dont les produits sont souvent modifiés par elles. Cela seul les recommanderait dans les diverses formes de dyspepsies et de gastralgies.

Mais leur action ne se borne pas là : leurs principes minéralisateurs, mis en liberté par le travail de la digestion, se répandent dans les divers départements de l'économie, pour y produire leurs salutaires effets, et ajouter leur action à celle de l'acide sulfhydrique déjà absorbé, soit par les poumons, soit par la peau, ou ayant été porté directement sur les parties malades par les divers appareils de douches ou de pulvérisation. Alors, comme nous l'avons noté déjà, les produits d'élimination sont modifiés. Dans les affections catarrhales, sous l'influence des principes de l'eau, le produit des muqueuses devient alcalin, d'acide qu'il était. Cette transformation est le résultat de la combinaison du soufre absorbé, qui, en présence de la soude, du sérum du sang, forme du sulfure de sodium, état dans lequel il s'élimine.

Si l'on veut, en effet, trop activer le traitement, il peut arriver un moment où le malade, saturé, n'élabore plus les produits sulfureux, et rejette au dehors, en quelque sorte, du soufre en nature, comme on a pu en constater dans des crachats. Cela nous indique de suspendre le traitement, pour le reprendre ensuite graduellement à des doses bien moins élevées.

Mais, en admettant que l'intolérance persistât, le médecin ne sera pas arrêté dans le traitement de son malade, car souvent la tolérance de l'eau minérale varie avec le mode d'absorption. Nous avons eu l'occasion de remarquer des malades supportant diversement, les uns, l'eau en boisson sans pouvoir faire usage des bains, les autres ne pouvant tolérer qu'une très faible quantité d'eau en boisson, et chez lesquels les bains ou autre moyen d'application externe ne déterminaient aucun phénomène morbide.

De ce double moyen de traitement, les malades doivent retirer, à Montbrun-les-Bains, de grands avantages ; car le rendement considérable de ses sources (240,000 litres) fournit au médecin la faculté d'utiliser à la fois les deux moyens d'action et d'en combiner heureusement les effets.

Les découvertes scientifiques de ces dernières années, les études récentes de M. Foucault, établissent l'influence très grande du trouble ou de l'arrêt des fonctions de la peau sur les maladies diathésiques ; la connaissance de la sympathie qui existe, entre la peau et les muqueuses, d'une part, entre la peau et les séreuses d'autre part, nous démontre clairement le besoin d'agir directement sur elles, soit par des bains, soit par des douches, soit par l'inhalation, soit par les divers moyens de pulvérisation.

Pouvons-nous assigner ici la durée du bain? Suivant les tempéraments, suivant la nature des affections, suivant la température de l'eau, la durée du bain devra être plus ou moins grande, mais elle ne saurait dépasser cinquante minutes.

Nous avons été, l'année dernière, appelé à donner des soins à deux baigneurs qui, sans prescription médicale, étaient demeurés une heure et demie dans leur bain. A la sortie de l'eau, ils furent pris d'une syncope qui dura au moins vingt-cinq minutes, malgré tous les efforts que nous fîmes pour les rappeler plus tôt à la vie.

En entrant dans le bain, le malade ressent un resserrement, les pores de la peau semblent augmenter, les ouvertures des canaux glandulaires se dilatent. Peu à peu, la surface tégumentaire rougit, des squames d'épithélium se détachent et tombent; il peut survenir un faible picotement, auquel succède une légère démangeaison, qui peut persister une partie de la journée. L'absorption est augmentée par ces modifications de la peau, et les principes médicamenteux s'introduisent par cette grande voie dans l'économie, après avoir agi localement sur les plaies qui peuvent se trouver à la surface du corps.

Dès que le malade s'est acclimaté dans son bain, la perspiration cutanée est plus grande, la circulation est plus calme, la respiration plus facile et plus libre : il se délecte. D'autres fois il n'en est point ainsi ; il éprouve au contraire une sorte de prostration physique, il se sent fatigué, dans la journée un peu de fièvre se déclare; les urines plus abondantes, plus claires, deviennent légèrement alcalines et contiennent une plus grande quantité d'urée, tandis que les matières albuminoïdes qu'elles présentaient au commencement du traitement diminuent peu a peu.

Les selles des premiers jours sont brunâtres et ne reprennent que lentement leurs caractères ordinaires, conservant cependant une couleur plus foncée pendant toute la durée du traitement.

Au milieu de tout cela, on voit quelquefois reparaître des maux depuis longtemps disparus, et dont on se croyait débarrassé pour toujours. Alors, blâmer l'action des eaux, tel est le premier mouvement du malade, pour qui ces poussées peuvent souvent être le prélude d'un succès assuré.

La fièvre thermale, qui presque toujours précède ces poussées, apparaît dans les premiers jours du traitement, mais elle ne tarde pas à se dissiper, et la cure reprend sa marche normale vers une guérison durable ou temporaire, qui souvent n'est obtenue que longtemps après la fin de la saison.

Tels sont les phénomènes qui peuvent

se produire sous l'influence du bain qu'on prescrit dans les maladies en apparence les plus dissemblables, comme les maladies de peau, les catarrhes, les rhumatismes, etc., etc.

Cependant on est moins étonné de voir les malades atteints d'affections chroniques, même internes, aller au bain, lorsqu'on se rappelle combien souvent les maladies dia thésiques sont étroitement liées aux affections de la peau, et combien elles sont influencées par une médication à la surface du corps.

Aussi, comme il est excessivement rare qu'en présence des personnes qui viennent à Montbrun-les-Bains demander leur guérison ou du moins une amélioration, nous ne puissions rattacher les cas qui paraissent les plus variés à l'une des diathèses suivantes : herpétisme, rhumatisme, scrofule, catarrhe, nous prescrivons presque toujours ce double traitement consistant en boisson et en bains ou autre usage externe de l'eau minérale. La clinique, nos connaissances des fonctions de la peau et la sympathie qui existe entre elles et les divers organes nous indiquent cette médication.

C'est donc vers la peau, vaste champ d'action, que nous dirigeons avec utilité, soit par les bains, soit par les douches, une partie des éléments médicamenteux de nos eaux.

Les appareils d'hydrothérapie sont nombreux, et, si le confortable de leur installation ne laissait un peu à désirer, Montbrun-les-Bains pourrait rivaliser avec les stations les mieux organisées. On y trouve tous les appareils pour diverses douches, chacun placé dans une cabine particulière, à côté de laquelle le malade a un vestiaire pour s'habiller et se déshabiller commodément, sans s'exposer au froid. On peut donc y faire l'hydrothérapie la plus complète.

Il est un mode d'emploi de l'eau sulfureuse dans le traitement des affections respiratoires qui mérite toute notre attention à cause des heureux résultats obtenus par lui, et sérieusement étudiés ces dernières années dans nos établissements similaires. Nous voulons parler des salles d'inhalation.

Ces salles, au nombre de deux, nous permettent de recueillir l'acide sulfhydrique libre, qui se dégage de l'eau en écoulement. Ce gaz charge l'air, et s'accumule suivant le degré sulfhydrométrique voulu dans cet intérieur où l'on envoie les malades respirer plus ou moins longtemps. Il nous est permis ainsi de faire des atmosphères médicales pouvant convenir aux divers malades que nous y envoyons respirer.

Cela, nous l'obtenons au moyen de clefs avec lesquelles nous pouvons varier la quantité d'eau qui s'écoule dans un temps déterminé. Aussi, étant donné, par exemple, que le tour entier de la clef laisse couler, par heure, un certain nombre de litres d'eau produisant chacun plusieurs centimètres cubes d'acide sulfhydrique, et tenant compte de la capacité de la salle et des causes de déperdition du gaz dans la salle, nous avons pu calculer le temps qu'il fallait pour charger la salle et la quantité d'acide sulfhydrique qu'elle contenait. Partant, nous pouvons mesurer en quelque sorte l'acide sulfhydrique, que nous voulons faire respirer au malade en lui déterminant la durée de son séjour dans un milieu dont nous connaissons la composition.

Cela est d'autant plus utile qu'il ne faut pas oublier que, suivant leur affection, suivant leur tempérament, suivant leur constitution, les malades sont plus ou moins influencés et supportent plus ou moins bien les phénomènes qu'on éprouve en entrant dans les salles d'inhalation.

Lorsqu'on pénètre, pour la première fois, dans une salle d'inhalation gazeuse, on perçoit aussitôt l'odeur du gaz sulfhydrique, qui est celle d'œufs couvés. Quelques instants après, il se produit au fond de la gorge un léger resserrement; en même temps une sorte de picotement accompagné d'une saveur acidule provoque de fréquents mouvements de déglutition.

Tels sont les phénomènes qui se manifestent si le malade se trouve dans un milieu sulfhydraté en quelque sorte à sa mesure, et où il ne prolonge point trop son séjour. Si, au contraire, la salle est trop chargée, ou bien si le malade y demeure un temps trop long, on voit s'ajouter aux phénomènes précédents, dont nous avons parlé, la sensation d'un resserrement aux tempes, et survenir une douleur frontale avec des bourdonnements d'oreilles et un peu de vertige.

Il suffit, pour que tout cela disparaisse, de sortir de la salle et de respirer quelques instants le grand air. On peut rentrer de nouveau, soit dans une salle moins chargée, soit dans la même, à la condition de n'y demeurer alors qu'un temps très court, pour augmenter ensuite graduellement la durée des séances. On s'y habitue vite, et quelques jours suffisent pour établir la tolérance complète qui se traduit par les symptômes suivants : on éprouve une douce chaleur dans la poitrine dont les mouvements s'accomplissent avec une plus grande et plus facile ampliation ; la respiration devient plus large, plus profonde, et, si une légère toux se produit, elle cesse bientôt, les crachats se modifient dans leur composition, augmentent d'abord et diminuent ensuite. Le malade ressent un bien-être général qui se traduit sur sa physionomie.

Ce n'est pas seulement sur l'appareil respiratoire que se porte l'action de l'acide sulfhydrique : on la constate encore sur l'appareil circulatoire. En effet, le calme, la sédation qu'éprouvent les personnes soumises à la respiration sulfureuse, ont leur retentissement du côté de la circulation. Le pouls baisse, les battements sont moins forts et moins amples ; le courant fluxionnaire des parties malades est par suite moins grand à cause de l'action stupéfiante du gaz sulfhydrique se faisant sentir sur les nerfs vaso-moteurs. Les travaux de Magendie ont prouvé que le gaz sulfhydrique ralentit la circulation, diminue par suite l'afflux sanguin vers les parties malades, les poumons par exemple, où il s'oppose aux phénomènes de l'hématose.

Il ressort encore des expériences du célèbre professeur que le gaz sulfhydrique a une action dissolvante sur les matières albuminoïdes et mucoïdes.

D'après cela, l'apport du sang vers les poumons malades étant moins grand, les parties qui entourent le tubercule manquent en quelque sorte du sang nécessaire à leur tendance inflammatoire, et peu à peu ces phlogoses chroniques n'ayant plus d'aliment pour les entretenir, le tissu pulmonaire s'en débarrasse ou résiste à l'envahissement du mal. En outre, introduit dans les alvéoles pulmonaires par l'inhalation, le gaz sulfhydrique transforme les produits pathologiques, qui engorgent le tissu pulmonaire, qui obstruent les vaisseaux capillaires sanguins et lymphatiques, les rendent absorbables, pouvant être rejetées au dehors ou passer dans la circulation. En même temps, le sang mis en contact avec l'acide sulfhydrique verra ses globules sanguins, de pauvres et misérables qu'ils étaient en éléments globulaires, devenir riches, vivants, pour présenter tous les caractères du sang normal.

Demarquay et Claude Bernard, en introduisant du gaz sulfhydrique dans les tissus, nous ont montré qu'il déterminait une inflammation franche là où il est porté.

Si nous faisons donc, par l'inhalation, passer cet agent thérapeutique dans des tissus atteints d'inflammation chronique spéciale, sans tendance à une marche résolutive, nous produirons une inflammation curative dont la marche et les modifications seront subordonnées à l'administration du médicament.

Au sujet de la double action de l'acide sulfhydrique sur la respiration et sur la circulation, Trousseau s'exprime ainsi : « Il est certain que le système nerveux et « le sang sont particulièrement influencés « par le gaz sulfhydrique, qui a une vertu « stupéfiante très manifeste. »

Devons-nous attribuer tous les effets de l'inhalation à la présence du gaz sulfhydrique de l'atmosphère de nos salles ? L'azote et l'acide carbonique qu'elles contiennent, concourent nécessairement à produire ces divers phénomènes. Nous savons en effet que l'acide carbonique en dissolution agit sur l'estomac et active la sécrétion des sucs. Introduit dans l'économie, il décompose les phosphates calcaires, transforme les carbonates insolubles en bicarbonates solubles et diminue l'absorption de l'oxygène.

L'azote a une action sédative expérimentalement prouvée qui le rend fort utile dans les maladies inflammatoires des voies respiratoires dont il calme l'excitabilité et facilite ainsi la régularisation de leur fonctionnement. On l'a même utilisé en inhalation, comme traitement dans certaines maladies des voies respiratoires. (Établissement de Penticosa, en Espagne.)

Pouvons-nous formuler une règle fixe pour la durée des séances d'inhalation ? Il nous serait impossible d'assigner un temps déterminé pour chaque maladie, parce qu'il faut tenir compte du tempérament, de la sensibilité du sujet et du degré sulfhydrométrique de la salle.

Cependant, à Montbrun-les-Bains, la durée des séances varie entre quelques minutes et une heure. Habituellement nous commençons par prescrire aux malades des séances de dix ou quinze minutes, et nous augmentons tous les jours la durée, au fur et à mesure que la tolérance s'établit.

Ici encore nous voyons souvent de graves inconvénients résulter du libre usage que peuvent faire les malades de la salle d'inhalation.

Il en est venu à Montbrun-les-Bains qui, sous le fallacieux prétexte que plus ils y séjourneront, plus de bien ils retireront de l'inhalation, y passent de longues heures et sortent de là plus malades qu'ils n'y sont entrés. Ils s'entêtent parfois, malgré les phénomènes qu'ils éprouvent, et y retournent toujours sans consulter personne, persuadés que cela passera, comme ils disent, et qu'ils s'y habitueront. Mais nous avons vu des cas où il n'en est rien ; au contraire, le mal chronique, surmené en quelque sorte par ce traitement trop actif, présente alors de veritables poussées aiguës. La respiration devient pénible, les mouvements du cœur sont irréguliers et plus forts : le malade ressent, derrière le sternum, une sensation de chaleur qui le fatigue ; il éprouve de la céphalalgie et se trouve tout courbaturé.

C'est dans cet état que ceux que nous

avons vus à Montbrun-les-Bains nous ont fait appeler pour combattre des accidents pathologiques, qu'ils avaient suscités eux-mêmes par leur entêtement ou leur négligence à n'avoir aucune prescription médicale.

MALADIES TRAITÉES

AVEC AVANTAGE

A

MONTBRUN-LES-BAINS

Les affections les plus variées viennent à Montbrun-les-Bains, et les cas les plus bizarres en retirent souvent d'excellents résultats. Néanmoins, au milieu de cette diversité de malades, il est bien rare, comme nous l'avons constaté, que nous ne puissions rattacher les cas en apparence les plus divers à ces grands types de maladies diathésiques : herpétisme, scrofule, catarrhe.

Herpétisme.

Les manifestations extérieures de l'herpétisme sont nombreuses et difficiles à ramener au véritable type constitutionnel qui les produit. La connaissance de l'association des dermatoses à la scrofule, à l'arthritisme, à la syphilis, a montré combien elles diffèrent, quant à leur pathogénie dont on est obligé de se préoccuper surtout pour instituer un bon traitement. Il faut reconnaître cependant qu'elles semblent être liées par un caractère commun démontré par la clinique et qui est l'action salutaire du soufre dans les maladies chroniques de la peau.

Depuis les temps les plus reculés, les cliniciens ont reconnu que le soufre produit d'excellents effets dans le traitement des diverses manifestations cutanées, si rebelles à toute thérapeutique.

Cette prépondérance du soufre dans le traitement des dermatoses jouit encore de nos jours du crédit qu'elle mérite, et un des modes de l'employer le plus efficacement est le bain sulfureux.

Les eaux sulfureuses sont donc à juste titre placées en première ligne, et c'est près des sources, à l'état naturel, lorsque l'eau sort, en quelque sorte, du grand alambic terrestre, que les malades, atteints de dartres ou d'autres maladies chroniques de la surface tégumentaire, doivent venir chercher souvent une guérison que tous les efforts thérapeutiques du médecin n'avaient pu leur donner.

Eczéma.

Parmi les affections cutanées que nous voyons à Montbrun, l'eczéma est sans contredit la plus fréquente. Tantôt généralisé, tantôt limité à certaines régions du corps, siégeant de préférence sur les parties découvertes, il est avantageusement attaqué par nos eaux. Les bains tièdes, de courte durée d'abord, produiront ici d'excellents résultats sur les sujets nerveux, fatigués par cet état de surexcitation causé par le mal, et qui a fini par épuiser leurs forces. Peu à peu l'éruption s'arrête, le paroxysme nerveux tombe, le calme revient, et l'on voit le mal diminuer tous les jours sous l'influence de l'action du bain qui agit directement sur la peau et de l'eau prise en boisson, dont les principes minéralisateurs vont en quelque sorte atteindre le mal dans l'intimité même de l'économie. D'autres fois ce n'est pas par des bains courts et tièdes qu'il faut agir ; mais, au contraire, chez des sujets lymphatiques, épuisés par la souffrance, il faut savoir élever la température du bain et leur prescrire un plus long séjour dans l'eau, afin de provoquer une excitation plus vive et de donner en quelque sorte un coup de fouet à la maladie.

L'*eczéma* n'est pas la seule manifestation cutanée qui retire de l'usage des eaux de Montbrun-les-Bains d'excellents résultats : les lichens, le pityriasis, le psoriasis et ses diverses variétés y sont traités avec succès par les bains et l'eau des Roches prise en boisson.

Après quelques bains, les productions épidermiques morbides se détachent, de véritables squames épithéliales tombent; le malade se pèle et il ne conserve à la place de ces productions, en apparence nacrées, qu'une surface rouge violacée. Sous l'influence des produits sulfureux, la peau malade redevient rouge et reprend toute sa vitalité normale. L'action excitante de l'eau réveille ses fonctions et, en produisant parfois une poussée, qui sera une heureuse crise, elle lui redonne la force de se débarrasser du processus morbide qui l'envahissait.

Il est une espèce d'affections cutanées contre lesquelles les eaux sulfureuses sont réputées avoir d'excellents effets : nous voulons parler des manifestations syphilitiques.

Syphilis.

La vertu dépurative des eaux sulfureuses, ce courant imprimé par elles, du centre vers la circonférence, à tous les liquides de l'économie, et l'action sudorifique des eaux de Montbrun-les-Bains, les mettent en première ligne comme traitement de cette maladie constitutionnelle. Par cette révolution que produisent les principes médicamenteux de nos eaux, dans tout l'organisme, le virus syphilitique, atteint en quelque sorte dans son existence à l'état latent, est combattu même avant ses nouvelles manifestations extérieures et attiré au dehors sous forme de poussées dont la cure est facile par des bains ou des douches sulfureuses jointes au traitement spécifique.

Cependant, comme pour les dermatoses ordinaires, la manifestation syphilitique peut paraître s'améliorer au début, par un certain nettoyage ; puis, oh! désappointement! elle reste quelquefois stationnaire, résiste aux divers modes d'emploi de l'eau sulfureuse qui n'a plus de prise sur le mal. Le psoriasis et l'ecthyma syphilitique nous ont offert ici quelques cas rebelles.

Nous n'avons pas eu à soigner des malades n'ayant pas présenté déjà des manifestations syphilitiques antérieures et dont le diagnostic ne pouvait être mis en doute. Aussi serons-nous très discrets sur la doctrine qui veut que les eaux sulfureuses soient l'agent thérapeutique destiné à contrôler le diagnostic de certaines affections qu'on aurait lieu de croire de nature syphilitique. Cependant, si nous ne sommes pas portés à aller jusqu'à dire que les eaux sulfureuses sont la pierre de touche de la syphilis, dont elles prouvent souvent l'existence même avant l'apparition au dehors de ce processus morbide; nous croyons à leur grande utilité pour la cure et en quelque sorte l'avortement des diverses manifestations pathologiques de la syphilis. Nous les conseillons donc toutes les fois qu'il y a doute sur le diagnostic d'un ancien chancre, car on a vu, sous leur influence, d'anciennes syphilis, méconnues du malade et du médecin, venir par l'apparition de quelque symptôme révéler la nature du mal dont on peut ensuite poursuivre heureusement la cure.

Scrofule.

La scrofule et la tuberculose, sous beaucoup de points, ont bien des rapports communs. C'est dans l'appareil lymphatique qu'est en effet le siège primitif de la maladie dans les deux cas (Pidoux).

La scrofule peut être héréditaire ou occasionnelle, produite par diverses altérations constitutionnelles qui, concourant toutes à la détérioration de l'organisme, amènent cet état pathologique caractérisé par une altération générale de la nutrition et par la faculté de suppurer qu'ont les sujets lymphatiques, strumeux, scrofuleux.

Cette atonie de la nutrition porte sur tout le réseau lymphatique et a un grand retentissement dans les autres départements de l'économie. Aussi voit-on les scrofuleux présenter les cas les plus variés, soit par la marche, soit par le siège de la lésion. Elle apparaît tantôt subitement dans une région ganglionnaire, tantôt se localise sur une muqueuse dont elle entretient indéfiniment l'inflammation, tantôt provoque des suppurations interminables, souvent suivies de la déformation du membre et de la carie des parties malades, mais toujours accompagnées d'un amaigrissement profond.

Les abcès froids, les tumeurs blanches, les ulcères, les ophthalmies, etc., etc., que nous observons tous les ans à Montbrun-les-Bains, nous permettent de constater la variété des manifestations de cette diathèse, et les bons résultats obtenus par l'emploi de nos eaux. En effet, la digestion, la respiration et la circulation s'accomplissant mieux et d'une façon plus régulière sous l'action des produits sulfureux, la nutrition sera meilleure et, partant, cette tendance à un amaigrissement progressif, cette altération de la cellule nutritive par le processus diathésique, disparaîtront ou s'amélioreront sous l'influence de l'acide sulfhydrique et du soufre contenus dans nos eaux. Cet appauvrissement profond de la nutrition, qui entraîne, pour rétablir l'équilibre de l'économie, la disparition du tissu conjonctif; cette production de cellules malades se résolvant en granulations graisseuses, qui parfois se ramollissent et s'altèrent au lieu d'aller suffire aux déperditions continuelles des organes, seront modifiés par les principes médicamenteux de nos sources minérales. Les cellules reprendront peu à peu leur forme normale, leur vitalité leur sera rendue par le traitement, et, loin d'être stériles comme par le passé, elles iront en quelque sorte refaire la constitution de l'individu auquel les eaux semblent avoir donné la vigueur et l'énergie de dompter le mal.

Lorsqu'on examine tous les jours une plaie scrofuleuse en traitement à Montbrun-les-Bains, on la voit se modifier insensiblement; ses bords, de blancs livides et couverts de pellicules nacrées qu'ils étaient, deviennent rouges, bourgeonnent, et montrent, de jour en jour, que la vie est ramenée dans ces parties languissantes. Un véritable travail de réparation s'accomplit; le pus, de mal lié, d'abondant qu'il était, s'écoule plus épais, plus rare pour diminuer au fur et à mesure que la cicatrisation augmente généralement.

Rhumatisme.

Un assez grand nombre de rhumatisants viennent demander aux eaux de Montbrun-les-Bains la guérison ou tout au moins l'amélioration d'anciennes et persistantes douleurs musculaires ou articulaires. Nous nous demandons alors si on ne pourrait point les rattacher à une diathèse, ou bien si nous avons affaire à un rhumatisme *a frigore* passé à l'état chronique.

L'étiologie faite, suivant les divers cas, suivant les conditions spéciales présentées par le sujet, nous dirigeons le traitement de telle ou telle manière.

Cependant, quelle que soit la nature de ces douleurs, il ne demeure pas moins établi pour nous que le rhumatisme est lié à une altération passagère ou persistante de la peau. Aussi, si nous pouvons le rattacher à une des diathèses dont nous avons parlé, nous savons comment nos eaux agiront et combien leur emploi peut ici être utile, s'il est *a frigore* ou produit par une impression forte de froid ou d'humidité sur la peau, qui a eu pour but d'affecter péniblement les divers organes contenus dans son épaisseur et dont il a modifié ou interrompu le travail, les principes médicamenteux de nos eaux donneront encore d'excellents résultats. Sous l'influence du bain, la médication générale par excellence, en ce sens que les effets de l'eau s'exercent sur la nutrition, sur la circulation capillaire et sur les sécrétions ; la calorification thermale de la peau et la suractivité de ses fonctions nous démontrent que c'est en rétablissant la synergie du tégument externe et en provoquant parfois une supersécrétion des muqueuses, que nos eaux agissent sur le rhumatisme et ses complications.

A peine le traitement est-il quelquefois commencé depuis deux ou trois jours, que les malades se plaignent d'une aggravation du mal : ils souffrent davantage, ils ont du malaise, le pouls monte et un peu de fièvre peut même se déclarer.

Le bain réveille, dans certains cas, des douleurs plus vives : c'est en quelque sorte la crise qui survient, mais si le traitement est fait avec précaution, les douleurs se calmeront dans peu de temps, et l'on n'aura pas besoin d'interrompre pour cela le traitement. Lorsqu'il n'en est pas ainsi, et que le malade, perdant courage, suspend les bains, on dirait que les douleurs, rendues plus vives par les premiers et n'ayant plus l'action des bains suivants pour être calmées, se continuent. Elles provoquent un léger accès de fièvre en vertu de l'excitation ou première période d'action des eaux sulfureuses, à laquelle on ne fait point succéder la seconde, ou période de sédation. Si les douleurs sont persistantes, tout en diminuant la durée du bain dont on élève la température, il nous a été très utile de prescrire en même temps des douches chaudes. Nous faisons donner une douche en jet dirigé sur le pourtour de l'articulation ou sur le trajet des muscles malades, suivant les cas. L'eau prise en boisson, le bain et la douche nous ont quelquefois donné d'heureux résultats, que nous n'avions pu atteindre par le bain seul.

Parmi les complications du rhumatisme, il en est une qui ne cède que difficilement à l'action de l'eau sulfureuse diversement employée; nous voulons parler de l'hydarthrose. Nous avons l'habitude à Montbrun-les-Bains de prescrire en même temps, dans ces cas, le massage sur la partie malade. Quelque nombreuses que soient les guérisons de rhumatismes qui s'opèrent à Montbrun-les-Bains, nous n'avons pas cependant la prétention de conclure que l'usage de nos eaux soit infaillible contre cette affection. Loin de nous cette pensée! Quoique persuadés de leurs salutaires effets, nous ne pouvons que les recommander comme nous ayant donné, dans beaucoup de cas, une grande amélioration et, dans d'autres, une guérison qu'il a fallu presque toujours consolider par plusieurs saisons.

On avait cru longtemps que telle ou telle affection concomitante, comme une lésion organique du cœur, pouvait être une contre-indication du traitement thermal et devait en éloigner le malade. Ce traitement, en effet, en dépassant le but contre lequel il était dirigé, pouvait avoir de fâcheux contre-coups sur des organes malades qu'il ne visait point. Il n'en est rien, et nous avons observé des baigneurs venus à Montbrun-les-Bains, pour une maladie de peau, qui, sous l'influence du traitement sulfureux, voyaient s'améliorer des affections internes qu'ils avaient depuis longtemps.

D'ailleurs, les travaux de MM. Patissier, Durand-Fardel, Bucquoy, etc., etc., nous ont appris que les troubles fonctionnels et les lésions organiques du cœur sont souveut modifiés et même guéris par le traitement thermal, comme nous avons eu l'occasion de l'observer ici.

On peut donc, en toute sécurité, conseiller aux rhumatisants, atteints d'altérations morbides du cœur, les eaux de Montbrun-les-Bains. Administrées avec soin et prudence, elles seront très utiles aux malades pour combattre la diathèse rhumatismale et ils se verront débarrassés de bien des maux dont ils n'avaient jamais soupçonné le rapport commun et la nature intime.

Catarrhes.

Étant admis que l'eau sulfureuse a une si puissante action sur les affections de la peau, comment ne pas reconnaître ses excellents effets sur les lésions des muqueuses, qui ne sont en quelque sorte que la continuation de l'enveloppe tégumentaire? La muqueuse pulmonaire, outre qu'il est prouvé qu'elle a des sympathies plus grandes avec la peau que les autres muqueuses, nous a toujours paru heureusement influencée par les produits sulfureux contenus dans nos eaux.

Rarement, en effet, les maladies de cette muqueuse forment une entité morbide simple; elles sont presque toujours de nature scrofuleuse, rhumatismale, syphilitique, herpétique ou tuberculeuse contre lesquelles les eaux de Montbrun-les-Bains produisent d'excellents effets.

Aussi, dès qu'un de ces cas se présente à nous, établissons-nous la nature de l'affection catarrhale, avant de prescrire le traitement qui doit varier suivant les cas. Si le catarrhe est rhumatismal, la toux est sèche, vive, par quintes qui, quelquefois, sont suivies d'expectoration composée de mucus nageant au milieu d'un liquide séreux. Le catarrhe est-il de nature scrofuleuse? Les crachats sont plus abondants, plus gras, viennent à pleine gorge et non à la suite de quintes. Il faut remarquer en passant que, souvent, ce n'est que la première période de la phthisie, pendant laquelle la sécrétion est puriforme et s'accumule sur la muqueuse pharyngienne et bronchique qui présentent un aspect enflammé granuleux.

Dans le catarrhe herpétique, la toux est sèche, pénible, par soubresauts, sans expectoration, et, lorsqu'elle existe, c'est un liquide assez clair et glaireux.

Dans ces divers cas, nous prescrivons l'eau des Roches en boisson très modérément, des bains tièdes et de courte durée et, quelquefois, même des douches chaudes sur la région thoracique. Ainsi administrée, l'eau, par son action stimulante et dépurative, provoque, comme nous le savons, des excitations passagères, véritables dérivations qui peuvent déplacer la fluxion et amener une hypersécrétion glandulaire, l'augmentation de la sueur, de la quantité d'urine, et des sécrétions qui en résultent peuvent être considérées comme de véritables exutoires dépuratifs.

Nous ne reparlerons pas, en outre, du rôle important des salles d'inhalation dans le traitement de ces affections; nous avons vu combien elles nous sont utiles ici, les résultats frappants qu'elles donnent en les associant soit au bain, à la douche, etc.

Phthisie.

Les phthisiques qui viennent tous les ans plus nombreux à Montbrun-les-Bains ont frappé notre attention et nous ont porté à demander l'amélioration des salles d'inhalation, mode de traitement qui convient par excellence à cette terrible diathèse.

La cause prédominante de la phthisie étant un défaut d'assimilation en présence des déperditions continuelles qu'occasionnent les travaux de l'économie, il nous est commandé d'intervertir les rôles en activant la nutrition et rétablissant l'équilibre rompu entre l'assimilation et la désagrégation moléculaire. Cependant nous ne devons pas oublier que la gravité de la lésion au même degré dépend, pour le succès du traitement, de la nature et de l'origine du mal, qui, suivant les cas, est plus ou moins influencé par les principes sulfureux. Des causes diverses, telles que les impressions de froid répétées, la misère, les privations, les longues souffrances physiques ou morales, des pneumonies, des bronchites chroniques, la respiration de poussières irritantes, peuvent avoir suscité ou même provoqué la lésion morbide et déterminé, dans certains cas où l'on ne trouve point de traces d'hérédité ou de diathèses, un genre de tuberculose qu'on a appelé phthisie acquise.

C'est surtout avec celle-ci que nous avons obtenu des succès assez grands, en arrêtant par le traitement sulfureux la marche du mal dont les progrès rapides auraient vite conduit à la mort. Nous avons vu des malades venir à Montbrun-les-Bains, exténués, avec tous les symptômes de la phthisie au troisième degré, s'améliorer peu à peu et s'en retourner non pas guéris, mais dans un état de santé pouvant leur permettre encore de longues années.

D'autres fois, sous l'influence de l'hérédité ou d'une prédisposition constitutionnelle, le mal se fait jour, et, malgré tous les soins hygiéniques dont on entoure les malades, on voit se développer des tubercules, tantôt dans le poumon seulement, tantôt dans divers organes à la fois. Lorsque le processus morbide apparaît dans divers organes à la fois, il est bien rare que la marche de la maladie ne soit point rapide et qu'elle n'entraîne point, dans un temps très court, cet amaigrissement cachexique, dernier degré ou état de marasme de la phthisie.

Alors il ne faut point compter sur les effets du traitement thermal, qui ne ferait qu'activer la lésion dont les désordres sont trop généraux pour être entravés par aucune médication. Mais, au contraire, lorsque le mal semble s'être localisé dans un seul organe et le plus généralement dans les poumons, le tubercule qui s'y développe et qui cause la destruction graduelle du parenchyme, peut être très utilement modifié à Montbrun-les-Bains, par l'usage du bain, et surtout des séances à la salle d'inhalation.

Pendant que le malade est soumis à un traitement qui convient à son état, le premier soin du médecin doit être, même à Montbrun-les-Bains, de faire disparaître tout ce qui pourrait aggraver ou entretenir le mal. Nous avons l'habitude de prescrire, en même temps que l'usage de nos eaux, une hygiène soignée, une alimentation choisie et réglée, afin de mettre la nature dans les meilleures conditions, car il ne faut pas oublier que, « même aidée de l'art, c'est toujours la nature qui guérit, » comme l'a dit Hippocrate.

Longtemps on a cru que la phthisie était incurable ; aussi, en présence des heureux résultats dont nous avons été témoins, devons-nous nous demander si elle est curable, et si c'est assurément à l'action de nos eaux que nous devons rapporter les modifications heureuses obtenues à Montbrun-les-Bains par certains malades?

Qu'on nous permette, au point de vue de la curabilité, de citer l'opinion d'un grand maître. Le savant professeur Pidoux s'est ainsi exprimé à ce sujet :

« On peut dire, avant toutes choses, que « la phthisie primitivement locale est, dans « la plupart des cas, moins profondément « constitutionnelle ou diathésique, et « qu'elle est aussi moins grave et plus cu- « rable que la phthisie primitivement géné- « ralisée ou dans laquelle l'état morbide « général est beaucoup plus prononcé que « la lésion. »

Cette assurance de curabilité nous fait donc aider la nature par tous les moyens à lutter contre cette diathèse, dont l'effet prédominant est un défaut d'assimilation journalière, qui entraîne un amaigrissement progressif, pendant lequel il se produit des dépôts de tubercules dans les divers organes. La présence du tubercule dans l'épaisseur d'un tissu y détermine à son pourtour une zone inflammatoire qui suppure, et peut former une cavité ulcéreuse par l'expulsion du produit putréfié purulent.

Il en est ainsi dans le poumon, où l'on constate alors ces cavernes plus ou moins grandes, à parois indurées ou ulcérées, qui, sous l'action des produits sulfureux, seront, comme nous le savons, transformées quant à leur marche et à leur curabilité. D'autr s fois, la matière tuberculeuse, sous l'influence d'une action médicamenteuse ou naturelle, peut s'enkyster et se transformer en une masse dure limitée par une membrane de nouvelle formation, qui met le parenchyme à l'abri de l'action irritante du tubercule dont les effets nuisibles sont ainsi arrêtés. Dans cet état, les malades peuvent vivre longtemps, et, si une cause intercurrente ne vient en déterminer une nouvelle éclosion, la guérison apparente, obtenue souvent ainsi avec les produits sulfureux de nos eaux, peut persister jusqu'à la mort sans autres manifestations.

Ces observations consolantes nous permettent-elles d'essayer dans tous les cas l'action des eaux de Montbrun-les-Bains? Non certes; car, si l'affection est générale, si les phlegmasies sont disséminées, si les fonctions sont entravées, si la présence du tubercule, quoique limitée à un petit nombre et à un petit espace, s'accompagne d'accidents graves ou de marasme, il ne faut point attendre de bons résultats, ni même prescrire l'usage de nos eaux.

Les malades dont les appareils circulaoire et digestif sont encore sains, retireront d'excellents effets de l'usage de nos sources. Mais ceux dont la fièvre est continue, dont les sueurs sont abondantes et dont la température s'élève au-dessus de 39°, ceux dont l'expectoration semble composée de matière putrilagineuse puante, ceux dont la diarrhée est composée d'un liquide grisâtre ou noirâtre, ne peuvent point venir à Montbrun-les-Bains, ou doivent cesser tout traitement s'ils l'y ont commencé.

Nous avons, dans ces cas, suspendu le traitement, et si, après plusieurs jours de repos, les accidents s'amendent, nous nous bornons à prescrire quelques gorgées d'eau des Roches, avec des séances d'inhalation de quelques minutes chacune.

Il est un phénomène qui se présente quelquefois chez les phthisiques en traitement ici : nous voulons parler des hémophthisies. Nous nous sommes demandé si, dans ce cas, nous devons continuer le traitement commencé. Si l'hémophthisie ne survient qu'après quatre ou cinq jours, si elle ne s'accompagne pas de fièvre, d'une augmentation des sueurs, d'une élévation de la température, on doit diminuer le traitement, mais le poursuivre; car peu à peu le sang cessera d'apparaître soit dans les crachats, soit dans la bouche. Lorsque ce phénomène survient dès les premiers jours, qu'un mouvement fébrile est accusé en même temps, ou bien qu'apparaît de la diarrhée, il faut suspendre le traitement, et même, si les accidents persistent, refuser au malade l'usage de nos eaux, dont la propriété stimulante provoque une excitation trop grande dans cet organisme délabré et impuissant à maintenir ou à augmenter la résistance vitale pour lutter contre le mal.

Cependant si nos eaux sont contre-indiquées dans ces cas particuliers, ou bien lorsque la maladie est trop avancée, nous sommes persuadés qu'elles sont très utiles dans la phthisie. Nous savons combien elles peuvent servir pour combattre les fluxions, les congestions, les phlegmasies chroniques de la peau; nous pouvons donc induire de là leur efficacité sur les plaies pulmonaires, véritables ulcères que détermine la tuberculose. Sous l'influence du traitement, l'excitation douce, l'effet sédatif de l'inhalation, calmeront les phénomènes fluxionnaires, diminueront la fièvre, relèveront les forces générales du malade et rendront aux diverses fonctions leur marche et leur travail normal. En arrivant sur la partie malade du poumon, les produits sulfureux calmeront son éréthisme, agiront sur l'inflammation du pourtour du tubercule, en arrêteront peut-être la suppuration et donneront à la plaie une marche régulière. Ils vivifieront ainsi les parties envahies par le processus morbide, dont l'atonie était complète, ils circonscriront localement la lésion en même temps qu'ils atteindront le mal dans l'intimité même de la constitution pour l'arrêter dans son évolution morbide, et donner au malade une période de santé, que nous avons appelée une guérison apparente.

Comme on le voit, les principes médicamenteux de nos eaux ne guérissent pas en détruisant le processus diathésique; mais, en en circonscrivant les manifestations, ils mettent l'économie en état de réagir avec succès contre ses influences morbides.

Il faut donc, autant que possible, porter l'action des agents minéralisateurs directement et d'une manière générale, sans toutefois exciter de mouvement fébrile, qui est l'indice d'une suractivité thérapeutique pouvant avoir de graves conséquences du côté de la lésion. Nous avons aussi l'habitude d'agir, dès les débuts, avec une extrême prudence, nous méfiant du mieux qu'éprouvent les phthisiques, les premiers jours de leur traitement, et de l'augmentation de leurs forces, résultats souvent factices dus à l'excitation minérale contre laquelle il faut se tenir en garde, de peur d'activer l'inflammation désorganisatrice avant d'avoir donné à l'économie la force de résister.

Lorsque les malades viennent à Montbrun-les-Bains, toussant depuis longtemps, ayant eu déjà des hémophthisies, des sueurs nocturnes abondantes ; lorsque la percussion nous donne une matité plus ou moins grande ; lorsque l'auscultation révèle une respiration tantôt rude, tantôt faible avec des retentissements de la voix, et des râles humides mêlés de craquements, nous prescrivons de l'eau des Roches, en boisson, un bain d'assez courte durée, et de petites séances d'inhalation. Sous l'action du traitement, il n'est pas rare de voir leur toux augmenter, les crachats plus abondants et plus épais se modifier, et, de jaunes purulents qu'ils étaient, ne plus offrir qu'une matière blanchâtre qui ne ressemble plus à du pus. Dans ces cas heureux, les malades engraissent, leurs sueurs disparaissent avec le mouvement fébrile, l'appétit augmente, ils respirent plus librement, et la percussion accuse une diminution de la matité ; l'auscultation nous montre la diminution des bruits anormaux et une amélioration du murmure vésiculaire.

Ces guérisons temporaires, ces soulagements apportés au mal qu'on maîtrise, qu'on arrête, qu'on emprisonne en quelque sorte par le traitement thermal, démontrent suffisamment l'utilité des eaux de Montbrun-les-Bains pour combattre cette diathèse et les recommandent avec avantage contre la tuberculose.

Asthme.

L'asthme, d'après M. le professeur Pidoux, présente trois « éléments : 1° un « élément catarrhal, état morbide parti- « culier de la membrane de rapport ou de « la membrane muqueuse des bronches ; « 2° un élément spasmodique, état mor- « bide particulier de la fibre musculaire et « de l'espèce de contractilité propre aux « bronches et peut-être même aux alvéoles « pulmonaires; 3° un élément organique « qui a son siège dans le tissu jaune élasti- « que des bronches et se manifeste par « l'emphysème, véritable anévrysme du « poumon. »

Que l'un des trois éléments soit suscité

par une tendance morbide constitutionnelle et qu'on puisse lui déterminer une nature diathésique, nous verrons sous l'influence de l'action de nos eaux les phénomènes pathologiques s'amender et le mal combattu diminuer peu à peu. Si à l'eau prise en boisson on ajoute des douches chaudes, dont on dirige le jet en avant et en arrière de la poitrine; si l'on prescrit des séances d'inhalation courtes et répétées, les effets salutaires des principes médicamenteux de nos sources se font vite sentir.

Par la boisson on porte l'action médicatrice dans les divers départements de l'organisme; par les douches, on augmente la force des muscles respirateurs, et l'on facilite ainsi les mouvements de la poitrine qui concourent puissamment à l'acte respiratoire. Par l'inhalation, l'acide sulfhydrique agit directement sur la partie malade qu'il modifie, dont il calme l'éréthisme ou réveille la vitalité. Les quintes de toux si pénibles et sans crachats sont moins redoutables et suivies d'une expectoration abondante qui les soulage et supprime leurs suffocations. Peu à peu la muqueuse pulmonaire reprend sa tonalité, son élasticité ; les alvéoles se dilatent et se contractent mieux, expulsant au dehors les produits qu'elles contenaient dans leur intérieur où l'air viendra désormais servir aux phénomènes de l'hématose.

Pulvérisation.

Il est un ensemble d'appareils, fort utiles dans les affections de la gorge et du larynx, qui, assez bien installés à Montbrun-les-Bains, nous donnent d'excellents résultats dans le traitement des pharyngites et des laryngites. Ces petits appareils sont placés dans plusieurs cabinets où la personne, assise devant une cuvette en fonte émaillée, peut elle-même diriger l'action de l'eau et la porter à son gré sur la partie malade. Au milieu de la cuvette se trouve un petit appareil pouvant donner un ou plusieurs jets, suivant l'extrémité de déversement qu'on adapte à l'ajustage où communique le tuyau d'apport de l'eau. A l'orifice de sortie, l'eau a une pression qu'on peut élever jusqu'à cinq atmosphères : ce qui permet d'obtenir soit un jet en lance, soit une pulvérisation à travers le tamis, soit le fractionnement de l'eau par son choc sur une palette, suivant les besoins du traitement.

Ces appareils, qui sont ceux généralement employés dans les stations thermales, présentaient de graves inconvénients en ce que les malades étaient obligés, en quelque sorte, de s'accommoder à eux. Les pulvérisateurs ne pouvant projeter l'eau dans certaines directions, comme de haut en bas dans l'intérieur de la gorge, par exemple, nous avons cherché à remédier à cet inconvénient en faisant construire un pulvérisateur particulier, qui permet de porter le jet en tous sens, sans efforts ni contorsions pour le malade. Nous avons tâché d'intervertir les rôles en rendant le tuyau de déversement mobile.

Pour cela nous avons adapté à l'ajustage placé au milieu de la cuvette un tuyau de déversement en caoutchouc entouré de tissu, dont la résistance est supérieure à la pression de l'eau. A son extrémité se trouve une petite articulation sur laquelle on visse, suivant les besoins, soit le tamis, soit la palette, soit la lance. Le malade, placé devant la cuvette, prend en main l'extrémité de ce tuyau, ouvre, ferme, régularise le jet à sa façon et le dirige comme il l'entend, sans bouger ou faire des efforts pour porter la partie malade sous l'action de l'eau.

Il nous reste deux pulvérisateurs qui n'ont pas encore été modifiés, et, lorsque par suite de l'encombrement, nous sommes obligés de les utiliser, les malades qui s'en servent et qui connaissent ceux dont nous venons de parler, ne manquent pas de demander qu'on leur ouvre les cabines où ceux-ci sont placés. Nous en avons vu attendre leur tour, assez longtemps, afin de faire leur traitement avec les appareils modifiés qu'ils trouvaient plus commodes et plus faciles à manier.

L'eau portée sur la partie malade agit localement sur la lésion, et cette action, jointe au traitement général, douches, bains, inhalation, boisson, modifie la manifestation morbide qui, presque toujours, est liée à une des diathèses que nos eaux attaquent si heureusement.

Pharyngites.

Dans la pharyngite granuleuse, la muqueuse colorée en rouge lie de vin, tuméfiée, dont les follicules hypertrophiées offrent un aspect gaufré, passe sous l'action de l'eau au rouge vermeil : les inégalités diminuent de volume et elle devient lisse. La chaleur de la gorge est moins vive, la douleur moins cuisante, l'expectoration s'arrache plus aisément des parois du palais, elle est plus facile et moins collante.

La pharyngite herpétique est presque toujours liée à une autre manifestation de la diathèse. Mais, lorsqu'elle est l'unique expression du moment, on aperçoit une surface emflammée, pointillée avec de légères excoriations couvertes d'un liquide incolore. Les douches pharyngiennes font disparaître le pointillement, cicatrisent les ulcérations, diminuent l'inflammation et suppriment l'expectoration.

Dans la pharyngite scrofuleuse, les signes physiques sont ceux de la pharyngite granuleuse, mais les crachats sont purulents, verdâtres, abondants et fétides. L'action directe de l'eau sur le pharynx produira encore ici les meilleurs résultats.

Dans la pharyngite des fumeurs, il faut prescrire de longues douches pharyngiennes, afin que, sous l'action prolongée de nos eaux, la muqueuse tannée, fortement imprégnée des principes du tabac dont les effets ont produit de véritables stries, des plis profonds sur la membrane muqueuse de la bouche et du larynx, soit nettoyée, réveillée dans sa vitalité et reprennne peu à peu son rôle et ses attributs.

La pharyngite syphilitique sera fortement modifiée par l'action directe de l'eau. Le jet des appareils cicatrisera les plaques muqueuses, arrêtera l'inflammation, et, aidé des spécifiques, le traitement thermal donnera d'excellents résultats.

Laryngites.

Le laryngoscope est venu permettre au praticien d'établir, par la vue, le diagnostic des différentes laryngites, et suivant leur nature, suivant leur siège, nos appareils nous seront d'une grande utilité contre ces affections aussi pénibles que difficiles à bien traiter.

TABLE DES MATIÈRES

Paris. — Imp. A. Quantin et Cie, 7, rue Saint-Benoit. — 9118.

www.ingramcontent.com/pod-product-compliance
Ingram Content Group UK Ltd.
Pitfield, Milton Keynes, MK11 3LW, UK
UKHW022049170726
13837UKWH00002B/859